DU

RÉTRÉCISSEMENT

DE L'ORIFICE

AURICULO-VENTRICULAIRE DROIT

DU CŒUR.

Considérations physiologiques et pathologiques

SUR LES RÉTRÉCISSEMENTS

AURICULO-VENTRICULAIRES EN GÉNÉRAL

PAR M. MALHERBE

Médecin de l'Hôtel-Dieu de Nantes, Secrétaire du Conseil d'hygiène
publique et de salubrité du département de la Loire-Inférieure,
Professeur suppléant à l'École préparatoire de Médecine
de Nantes.

———◇◇◇———

NANTES

Imprimerie de Mme v^e C. Mellinet, place du Pilori, 5

1859

DU
RÉTRÉCISSEMENT
DE L'ORIFICE
AURICULO-VENTRICULAIRE DROIT
DU CŒUR.

Considérations physiologiques et pathologiques

SUR LES RÉTRÉCISSEMENTS

AURICULO-VENTRICULAIRES EN GÉNÉRAL.

Ire PARTIE.

Du rétrécissement de l'orifice auriculo-ventriculaire droit.

Les maladies des orifices du cœur droit sont si rares, que c'est presque une bonne fortune que d'en avoir rencontré deux cas dans un espace de temps assez court. M. Bouillaud, dans sa longue pratique, n'en a pas observé personnellement, et, dans la 2e édition de son *Traité des maladies du cœur,* publiée en 1841, il a fait l'histoire pathologique des cavités droites, au moyen d'observations empruntées à divers auteurs. Plusieurs de ces observations offrent des détails anatomiques curieux; mais toutes ont été recueillies à une époque où la symptomatologie des affections du cœur était encore à faire, et manquent absolument d'intérêt sous ce rapport. Dans une observation, due à M. Louis, nous lisons : On entendait dans toute la partie antérieure de la poitrine *un bruit de soufflet, d'autant plus fort qu'on s'approchait davantage du sternum.* A l'autopsie, les valvules tricuspides furent trouvées jaunâtres, épaissies à leur bord adhérent surtout, et offrant dans ce dernier point une ossification partielle de 2 millimètres d'épaisseur. L'orifice de l'artère pulmonaire était fort étroit, surtout à une petite distance des valvules sygmoïdes, où se trouvait une espèce de diaphragme ou cloison fibreuse perpendiculaire à la direction du vaisseau, percée d'un trou de 6 millimètres de diamètre environ.

Le savant professeur de Strasbourg, M. Forget, s'exprime ainsi dans une note de son *Précis des maladies du cœur :*

Dans le seul cas de lésion de l'orifice tricuspide que nous ayons observé, il y avait coïncidence de lésion des orifices aortique et mitral, et les symptômes n'étaient pas autres que ceux qu'on observe dans les lésions des orifices du cœur gauche : voussure, matité, frémissement cataire, battements forts, double bruit de souffle, rude, reflux veineux, dyspnée, bronchite chronique, œdème considérable.

Les lésions anatomiques offraient des particularités

remarquables : cœur volumineux, ventricule gauche sensiblement dilaté et hypertrophié. Les valvules aortiques sont recouvertes d'une espèce de végétation d'apparence fibrineuse, solide, qui unissent les valvules, les maintiennent immobiles, formant des brides qui traversent l'orifice en plusieurs sens (rétrécissement et insuffisance) ; dégénérescence fibro-cartilagineuse de l'orifice mitral, formant un anneau solide, qui admet à peine l'extrémité du petit doigt (rétrécissement et insuffisance). A droite, l'orifice pulmonaire est à l'état normal, mais les trois languettes de la valvule tricuspide adhèrent entre elles par leurs bords, formant ainsi un anneau cartilagineux, qui n'admet que la pulpe de l'index (rétrécissement et insuffisance). (*Obs.* 30ᵉ *des Etudes cliniques.*)

Les auteurs du Compendium citent les mêmes faits que M. Bouillaud, et supposent plutôt qu'ils ne décrivent la symptomatologie sous l'inspiration de la théorie du claquement valvulaire, imaginée par M. Rouanet.

M. Gendrin, qui a inventé une théorie spéciale, et assez obscure, pour expliquer les bruits du cœur, ne donne rien de satisfaisant sur le sujet qui nous occupe.

MM. Barth et Roger (*Traité prat. d'auscultation*) qui inclinent fortement vers la théorie de M. Rouanet, l'appuient de l'analyse physiologique de Bérard, établissant le tableau des phénomènes qui coïncident avec chacun des deux bruits du cœur. Néanmoins, dans l'analyse des faits pathologiques, ils sont conduits par les observations de MM. Fauvel et Hérard, sur les rétrécissements de la valvule mitrale, à de nombreuses concessions à la théorie de M. Beau.

Du reste, comme moyen de distinguer les altérations du cœur droit de celles du cœur gauche, ces auteurs renvoient à la règle suivante, posée par M. Littré : (*Dict. de Méd.* 2e *édit.*) « Quand il y a rétrécissement ou insuffisance au cœur gauche, le bruit morbide qui, à la région précordiale, masque le bruit naturel correspondant du cœur droit, disparaît à mesure que l'on s'éloigne ; et dans un point du côté droit de la poitrine, point qu'il faut chercher, on n'entend plus qu'un tic-tac naturel, quoique éloigné. M. Rayer a observé que l'endroit où l'on entend le mieux le cœur droit sain, quand le cœur gauche est malade, est la région épigastrique. J'ai entendu plusieurs fois en ce point, d'une manière très nette, le tic-tac régulier, tandis que le cœur gauche donnait un bruit morbide. Le contraire a lieu si c'est le cœur droit qui est malade ; c'est à gauche et loin du cœur, qu'il faut chercher le tic-tac naturel. Enfin, si l'on trouvait loin du cœur et des deux côtés de la poitrine un bruit morbide, on conclurait que les deux moitiés sont affectées, et ce bruit morbide pourrait appartenir à deux appareils différents, à la valvule tricuspide, par exemple, et aux valvules de l'aorte ; le temps où, de chaque côté, en entendrait le bruit morbide, servirait à déterminer le lieu et la nature de la lésion. »

Nous n'avons pas hésité à rapporter ce long passage, parce que la règle posée par M. Littré est essentiellement pratique, malgré les assertions contradictoires de plusieurs auteurs, et que c'est elle qui nous a guidé dans l'appréciation des faits que nous allons rapporter. Nous ajouterons toutefois que M. Littré, qui admet complètement la

théorie de M. Rouanet, donne comme signe des rétrécissements auriculo-ventriculaires un bruit anormal au
second temps.

Stokes, auteur d'un ouvrage récent sur les maladies du
cœur, tranche la question de la manière suivante : « Les
maladies des valvules du cœur droit sont si rares que, dans
la pratique, on peut n'en tenir aucun compte ; leur diagnostic est impossible à établir sûrement, circonstance peu
importante, car, si les maladies des valvules droites sont
rares, il est encore plus rare de ne pas les trouver com-
pliquées d'une lésion plus avancée des valvules gauches.
Cette complication, on le comprend, s'oppose à la dis-
tinction qu'on voudrait établir entre les signes stéthos-
copiques des maladies de l'un et de l'autre côté. S'il existe
un bruit anormal à l'orifice mitral, il cache le bruit qui se
produit à l'orifice auriculo-ventriculaire droit ; les bruits
aortiques couvrent, de leur côté, ceux qui se passent à
l'orifice pulmonaire.

Hope admet la possibilité de reconnaître les maladies
des valvules droites ; il indique même le bruit de souffle
systolique, comme l'un des signes de la lésion des
valvules pulmonaires, et cependant il ajoute qu'il
n'en a jamais rencontré d'exemple sur le cadavre.

M. Beau (1), après avoir cherché à infirmer l'importance
de la détermination des points, où les bruits anormaux
du cœur s'entendent avec leur summum d'intensité,
ajoute :

____

(1) *Traité d'auscultation ;* p. 305.

« Je ne crois pas davantage qu'il soit possible de distinguer par le siége des bruits les affections valvulaires des cavités droites ou des cavités gauches du cœur. Ce que je viens d'avancer me paraît d'abord incontestable pour les affections des orifices artériels, parce que ces orifices sont placés chacun sur le même point, l'un antérieur, l'autre postérieur, et que, dès lors, on ne voit pas pourquoi les bruits anormaux produits à ces deux orifices s'entendraient, les uns à droite, les autres à gauche de la région précordiale. Quant à l'idée de distinguer les rétrécissements auriculo-ventriculaires droits et gauches, par une différence de siége dans les bruits anormaux, si elle est moins irrationnelle que la précédente en théorie, elle est tout aussi impossible qu'elle dans la pratique. En effet, quand il y a affection organique des orifices, il y a en même temps dilatation des cavités et hypertrophie des parois ; le cœur, dont le volume est ainsi augmenté, se déplace habituellement, et le plus souvent sa base s'incline fortement à droite, de telle sorte que souvent on trouve le cœur couché presque transversalement sur le diaphragme. Eh bien ! je le demande, combien d'erreurs ne commettra-t-on pas dans tous ces cas de déplacement, si l'on veut rapporter aux orifices droits et aux orifices gauches les bruits que l'on percevra sur la partie droite ou sur la partie gauche de la région précordiale. »

Il est aisé de voir que le raisonnement de M. Beau est basé sur des vues théoriques bien plus que sur l'observation, et c'est une preuve de plus de l'extrême rareté des affections du cœur droit ; circonstance qui n'a pas permis d'en fixer la symptomatologie. Nous ferons remarquer, en passant, que les conditions anormales du cœur, que M. Beau invoque comme cause d'erreur, sont plutôt, selon nous, de nature à faciliter l'exploration de cet organe. Nous voulons parler de l'augmentation de volume et du changement de position du cœur : dans ces conditions, aujourd'hui bien connues et assez faciles à apprécier, l'organe central de la circulation présente absolument parlant une plus grande surface, et de plus, en raison de sa position transversale, cette surface est presque tout entière en contact avec les parois thoraciques, le cœur vient, en quelque sorte, au-devant de l'oreille de l'observateur. Nous croyons donc qu'il est possible de diagnostiquer le rétrécissement de l'orifice auriculo-ventriculaire droit, soit qu'il existe seul, soit qu'il coexiste avec le rétrécissement de l'orifice mitral, comme dans les deux faits que nous allons rapporter. Les signes de cette lésion sont, pour nous, l'existence d'un bruit anormal au premier temps, se prolongeant vers la partie inférieure de la région précordiale, et ayant son summum d'intensité sur les limites droites de cette région (Obs. de M. Louis, citée plus haut) dans le cas de lésion isolée de l'orifice auriculo-ventriculaire droit, l'existence de deux bruits anormaux au premier temps, se prolongeant vers la partie inférieure de la région précordiale, et s'entendant avec leur summum d'intensité, l'un sur les limites droites, l'autre sur les limites gauches de la région précordiale, dans le cas de lésion simultanée des deux orifices auriculo-ventriculaires ; enfin, une augmentation plus ou moins notable du champ de la matité précordiale, s'étendant jusqu'au bord droit du sternum et même au-delà.

Nous ne parlerons pas dans ce travail des maladies de l'orifice pulmonaire, dont nous n'avons jamais observé un seul cas. Nous déclarons d'ailleurs que nous n'avons pas la prétention de dire que les maladies de l'orifice tricuspide devront toujours être reconnues; mais seulement, que dans certains cas leur diagnostic est possible, et moins difficile peut-être qu'on ne l'avait pensé jusqu'ici; admettant avec tous les observateurs que toutes les lésions cardiaques peuvent être méconnues, en raison de l'absence de leurs signes caractéristiques, et que, parfois aussi, des maladies des organes voisins peuvent donner lieu aux signes ordinaires des affections du cœur. C'est ce que nous avons vu dans un cas de tumeur cancéreuse du médiastin, faisant une énorme saillie dans l'oreillette gauche du cœur dont elle oblitérait presque la cavité. Pendant la vie, la malade avait présenté entre autres phénomènes, tous les symptômes d'un rétrécissement mitral.

Avant de rapporter les faits, qu'on nous permette de faire un court exposé de principes qui nous semble nécessaire pour l'intelligence de ce qui va suivre :

Nous adoptons complètement l'explication donnée par M. Beau, pour expliquer le premier bruit normal du cœur; c'est-à-dire le choc contre les parois ventriculaires du sang lancé par la contraction des oreillettes, sans nier cependant que d'autres phénomènes puissent concourir à la production de ce bruit. Quant à la production du second bruit, nous croyons qu'il faut, avec M. Rouanet, en voir la principale cause dans le choc en retour de la colonne sanguine lancée dans les artères, sur les valvules sygmoïdes abaissées. Nous donnerons, dans la deuxième partie de ce travail, les motifs qui nous ont déterminé, et nous insisterons en particulier sur l'impossibilité d'arriver, par la théorie du claquement valvulaire, à une explication satisfaisante du premier bruit.

1re Observation.

Soufflet, Pierre, domestique, âgé de 33 ans, entre à l'hôpital, salle 6, n° 7, le 26 octobre 1857.

Aucune maladie grave pendant l'enfance ni la première jeunesse. Vers l'âge de 22 ans, étant au régiment depuis deux ans environ, cet homme devint sujet à tousser de temps en temps, il remarqua qu'il avait l'haleine courte. Assez longtemps après le début de la toux et de l'oppression, il commença à ressentir des battements de cœur.

Les troubles cardiaques semblent être restés à peu près les mêmes pendant plusieurs années ; puis, à une époque que le malade ne peut préciser, il apparut de l'œdème aux membres inférieurs. Cet œdème disparut au bout de quelque temps, puis reparut à plusieurs reprises, à des intervalles de temps assez éloignés, coïncidant chaque fois avec une exacerbation notable des troubles cardiaques et pulmonaires.

Le malade entre pour la première fois à l'Hôtel-Dieu, il y a cinq ans environ. Admis successivement dans les salles 7 et 16, il passe plusieurs mois dans chacune d'elles. A cette époque l'œdème des jambes était considérable, il y avait une grande oppression de la douleur à la région précordiale; la nuit, le malade était réveillé en sursaut, et forcé de s'asseoir dans son lit pour respirer moins péniblement. On lui fit plusieurs applications de sangsues, on lui plaça des cautères au niveau du cœur. Il en résulta une amélioration assez notable pour permettre au malade de quitter l'hôpital, après y avoir rempli quelque temps les fonctions d'infirmier.

Depuis sa sortie de l'Hôtel-Dieu, Soufflet a été employé comme domestique au collége de Vannes; sa santé lui permettait de faire habituellement un service intérieur qui, de reste, n'était pas très pénible.

Chaque année cependant, à plusieurs reprises, le retour de la dyspnée, des battements de cœur et de l'œdème des jambes l'obligeaient à prendre du repos. Les rechutes se manifestaient le plus ordinairement pendant l'hiver à l'occasion de bronchites plus ou moins intenses. Cet ensemble de symptômes s'étant reproduit une dernière fois avec plus d'intensité que précédemment, et durant depuis un mois environ, le malade se décide à rentrer à l'Hôtel-Dieu, où il est admis le 26 octobre 1857.

Les membres inférieurs sont fortement œdématiés, le visage coloré offre aussi un léger œdème; dyspnée très intense exaspérée par le mouvement: pouls faible et irrégulier, à 72, voussure considérable de la région précordiale : matité à la percussion, s'étendant de droite à gauche depuis la ligne médiane jusqu'à 6 à 7 centimètres en dehors de la ligne abaissée du mamelon; elle est également très étendue dans le sens vertical. En appliquant la main, on perçoit un frémissement vibratoire double. L'impulsion est médiocre, elle donne la sensation d'une ondulation, se propageant du sternum vers le côté gauche à 5 ou 6 centimètres en dehors du mamelon. Les battements irréguliers s'entendent dans presque toute l'étendue de la poitrine en avant. Les bruits normaux ne sont pas perceptibles, ils sont remplacés ou couverts par des bruits anormaux.

A gauche, en dehors du mamelon, on perçoit un bruit de souffle très fort, prenant parfois le timbre musical, ayant son summum d'intensité vers la pointe du cœur ; il se prolonge de manière à masquer complètement le bruit du deuxième temps, et dure encore pendant la plus grande partie du silence. A la base existe un double bruit de frottement, l'un, au premier temps, plus court et plus sec que le bruit perçu à gauche et d'un timbre différent ; l'autre, au deuxième temps, se prolongeant un peu pendant le grand silence et se propageant sur le trajet des artères. Douleurs presque constantes à la région précordiale.

Les doigts appliqués sur les artères carotides et sous-clavières, perçoivent un choc intense suivi d'une vibration marquée ; ce phénomène est plus sensible à droite qu'à gauche. Le pouls radial offre les mêmes caractères, mais avec moins d'intensité.

Sonorité exagérée de la poitrine dans toute son étendue ; râles bronchiques intenses, quelques râles bullaires fins à la base des deux-côtés, en arrière. Toux assez fréquente, crachats muqueux, épais, blanc grisâtre, quelquefois teints par une petite quantité de sang intimement mélangé.

Les fonctions digestives sont languissantes, l'appétit

est peu prononcé, les selles rares. L'exercice physique est très pénible ; il existe parfois un peu de céphalalgie.

Diagnostic. Rétrécissement mitral ; rétrécissement et insuffisance aortique ; bronchite chronique , emphysème.

On administre quelques purgatifs, puis des diurétiques qui provoquent l'excrétion d'une grande quantité d'urine. Sous l'influence de ces moyens, on voit l'œdème diminuer progressivement sans disparaître tout-à-fait : ainsi, tous les soirs, il existe une enflure assez forte des pieds, qui disparaît presque complètement pendant la nuit ; mais le matin, le visage est un peu bouffi.

Vers la fin de novembre 1857, l'appétit s'est rétabli, le malade mange la demie sans en être incommodé.

A partir de ce moment jusque vers le milieu d'avril 1858, l'affection du cœur n'a pas présenté de changements notables ; mais l'état général a offert de nombreuses oscillations, sans jamais devenir complètement satisfaisant. L'œdème a augmenté et diminué alternativement et des variations corrélatives se sont manifestées dans les fonctions de l'appareil digestif. La bronchite s'est exaspérée et a pris le caractère de la pneumonie mécanique, ce qui a conduit à administrer un peu de kermès. Des douleurs assez vives à la région précordiale, ont été soulagées par des vésicatoires volants. La conséquence de ces divers accidents a été une diminution lente, mais progressive des forces.

Le 11 avril, après un usage assez prolongé de la digitale, on trouve le pouls à 38, irrégulier. L'auscultation du cœur nous démontre que cette lenteur apparente du pouls dépend de ce qu'une partie des contractions cardiaques est trop peu énergique pour que l'impulsion de l'ondée sanguine soit ressentie jusqu'à l'artère radiale.

Le 5 mai, le malade se trouvant plus gêné pour respirer, on lui prescrit une potion purgative pour le lendemain. Le jour même de la purgation, il est pris d'une douleur dans l'hypochondre et le flanc droit, douleur qu'il n'accuse que le surlendemain , alors qu'elle est devenue intolérable. La pression exaspère la douleur, particulièrement au niveau du rein droit. Pouls non fébrile à 60 pulsations ; urines alcalines, effervescentes, laissant déposer une grande quantité de phosphate , ne coagulant ni par l'acide azotique , ni par la chaleur. Le malade prenait depuis longtemps une potion composée avec l'infusion de digitale, la teinture de scille et le vin diurétique amer du codex. Craignant que l'action irritante de cette potion sur les reins ne fût la cause des accidents actuels, nous la supprimâmes et nous prescrivîmes 8 sangsues sur le point douloureux, et 10 centigrammes d'extrait thébaïque en 4 pilules. Le lendemain , la douleur quoique un peu moindre, est encore assez vive. (4 sangsues, cataplasme, 5 centigr. d'extrait thébaïque)..

La même dose d'opium est continuée les jours suivants et la douleur disparaît rapidement. Vers la fin du mois, nous pouvons revenir à la potion diurétique , qui est parfaitement tolérée.

Cependant, l'affaiblissement fait des progrès plus sensibles, l'œdème reste considérable, le malade plus oppressé se tourne difficilement dans son lit, la face est très œdématiée. Les troubles cardiaques ont augmenté considérablement ; le rhythme est bien plus irrégulier ; les bruits anormaux précédemment indiqués se retrouvent toujours, mais celui du 2ᵉ temps est parfois décomposé en deux ou trois parties, comme si des contractions du ventricule gauche venaient interrompre la rentrée du sang par l'orifice aortique insuffisant. Le pouls très irrégulier, est en général à 48. Ces désordres suivent une marche progressive pendant tout le mois de juin ; les derniers jours l'orthopnée est excessive : il meurt dans la nuit du 30 juin au 1ᵉʳ juillet.

Autopsie faite le 2 juillet, à 8 heures du matin.

Cadavre extrêmement infiltré, une quantité énorme de sérosité remplit les cavités du péritoine, des plèvres et du péricarde.

Les poumons, qui ont été comprimés par l'épanchement séreux, présentent un emphysème assez étendu à leur bord antérieur, en arrière un engouement sanguin considérable, qui prend dans sa moitié inférieure les caractères de la splénisation ; cette dernière altération est plus marquée et plus étendue du côté gauche que du côté droit. Chaque poumon contient dix à douze noyaux sanguins noirs et anciens, de volume variable, depuis celui d'une petite aveline jusqu'à celui d'une noix. L'un de ceux du côté gauche a le volume d'un gros œuf de poule.

On voit sur le péricarde plusieurs taches laiteuses.

Le cœur, d'un volume énorme, est couché en travers sur le diaphragme, où il repose par toute l'étendue de son bord droit. Les deux oreillettes forment deux énormes tumeurs : la gauche appuyée en arrière sur la colonne vertébrale, repousse en avant à droite et en bas l'oreillette droite qui s'appuie sur le diaphragme. La situation de la base du cœur se trouve ainsi complètement changée et la face antérieure des ventricules est partout en contact avec les parois thoraciques. La pointe du cœur est fortement déviée à gauche.

Toutes les cavités sont dilatées et ont les parois légèrement hypertrophiées; elles sont distendues par du sang noir coagulé, et un peu de sang noir liquide. De plus, les oreillettes contiennent chacune un caillot fibrineux assez volumineux, aplati, dense, parfaitement décoloré, placé immédiatement au dessus de l'orifice auriculo-ventriculaire, et accolé à la cloison interauriculaire, c'est-à-dire du côté opposé à l'abouchement des veines. Toute la surface de l'endocarde est d'une couleur laiteuse jaunâtre : cette membrane a complètement perdu sa transparence.

La valvule tricuspide est très épaissie, très rigide, ainsi que ses tendons ; ses valves, soudées entre elles, circonscrivent un orifice à la fois rétréci et insuffisant, qui ne peut même être ni fermé, ni ouvert, mais dont on peut changer légèrement la forme par des tractions. Cet orifice a environ 2 centimètres dans le sens transversal, un peu moins d'avant en arrière. Vu du côté du ventricule, il a un peu l'aspect d'une boutonnière ; du côté de l'oreillette, la valvule a la forme d'un entonnoir dont les parois présentent des plis rayonnés comme l'orifice d'une bourse à cordons.

Les valvules sygmoïdes de l'artère pulmonaire, un peu rigides, n'offrent rien de remarquable.

La valvule mitrale est le siége d'une altération semblable

2

à celle de la valvule tricuspide, mais les caractères en sont bien plus prononcés, les valves sont beaucoup plus épaisses et bien plus indurées. L'orifice rétréci, n'a pas plus de 12 à 15 millimètres dans sa plus grande dimension, et la rigidité de ses bords ne permet pas de changer sa forme par des tractions.

Du côté du ventricule, il représente tout-à-fait une étroite boutonnière.

Du côté de l'oreillette, on observe comme à droite, la disposition infundibuliforme de la valvule et des plis rayonnés nombreux sur les parois.

Les valvules sygmoïdes de l'aorte sont incrustées et déformées de manière à rendre l'orifice à la fois rétréci et insuffisant. L'eau versée dans l'aorte, passe avec la plus grande facilité dans le ventricule.

Toutes les veines du corps contiennent du sang liquide et noir peu consistant.

Foie volumineux, gorgé de sang noir.

Reins hypérémiés, la substance corticale, surtout dans le rein droit, est décolorée dans quelques points.

Nous ferons tout d'abord remarquer que les altérations des orifices du cœur gauche étaient parfaitement concordantes avec les symptômes observés pendant la vie. L'altération de l'orifice auriculo-ventriculaire droit, n'a pas été diagnostiquée, notre attention appelée ailleurs, ne s'est pas portée dans cette direction ; mais nous avons grande tendance à croire qu'avec une recherche plus minutieuse, il eût été possible d'en soupçonner l'existence. Si dans l'observation suivante, comme on le verra, le diagnostic du rétrécissement de l'orifice tricuspide a été porté sans hésitation, c'est que le souvenir de la maladie de Soufflet, de la marche qu'avait suivie chez lui l'hydropisie, de la forme de la région précordiale et de l'étendue de la matité dans la direction du sternum, nous a heureusement guidé dans l'appréciation d'un nouveau fait.

Un curieux symptôme s'est présenté chez notre malade pendant les derniers temps, alors que les troubles fonctionnels du cœur avaient atteint leur plus haut degré ; c'est la décomposition en plusieurs parties du bruit anormal du second temps, fait que nous avons attribué à des contractions du ventricule gauche, suspendant la rentrée du sang par l'orifice aortique insuffisant. Nous n'insistons pas ici sur la forme qu'affectent les rétrécissements des valvules auriculo-ventriculaires, nous y reviendrons plus loin ; mais nous rappellerons la position des caillots fibrineux dans les oreillettes, du côté opposé à celui par lequel arrive le sang, c'est-à-dire, dans le point où le mouvement circulatoire a le moins de rapidité. Ce fait est conforme à ce qu'on observe partout, quand on étudie la disposition des caillots qui se forment si souvent pendant la vie, dans les différentes divisions du système veineux.

2ᵉ Observation.

Rimbert, Anna, âgée de 19 ans, tailleuse, entrée à l'hôpital le 29 juillet 1858.

Elle n'a jamais été réglée ; le développement du corps ne semble pas en proportion de l'âge. A 9 ans, elle a été atteinte d'un rhumatisme articulaire aigu généralisé, et depuis cette époque, sa santé n'a jamais été bonne, elle a

toujours conservé des palpitations et de l'essoufflement; elle
n'a jamais eu d'hémoptysies. Depuis quelques semaines,
les symptômes habituels ont pris plus d'intensité, il s'y est
joint un peu d'œdème des pieds.

Entrée à l'Hôtel-Dieu le 29 juillet 1858, elle se plaint
de palpitations, d'essoufflement, de douleurs à la région
précordiale ; l'appétit est peu prononcé. Le pouls est faible, petit, irrégulier ; il bat presque toujours plus de 80
fois par minute.

La région précordiale présente une voussure considérable, qui s'étend transversalement depuis le bord droit du
sternum jusqu'à 5 ou 6 centimètres en dehors du mamelon
gauche, et verticalement depuis la 2ᵉ jusqu'à la 7ᵉ côte.
Toute cette surface est agitée d'un mouvement d'ondulation
allant de droite à gauche. Par l'application de la main, on
perçoit un choc intense, onduleux, et une vibration manifeste. La matité occupe toute l'étendue du relief que nous
avons signalé, et de plus elle s'étend à droite à 2 ou 3 centimètres au moins en dehors du sternum. A l'auscultation,
on trouve une impulsion forte, mais variable, les battements
s'entendent dans une grande étendue de la poitrine ; ils
offrent la plus grande irrégularité, et les bruits normaux
sont complètement couverts par des bruits anormaux que
nous allons décrire.

A gauche, en dehors du mamelon, on entend un bruit
de souffle très fort, très prolongé, prenant parfois le timbre
musical. Commençant avec le premier temps et couvrant
complètement le bruit du 2ᵉ temps, se prolongeant vers la
pointe du cœur, disparaissant rapidement dans la direction
des gros vaisseaux, quand on suit ce bruit de gauche à

droite, il va en décroissant jusque vers le milieu du diamètre transversal de la voussure précordiale ; puis, à partir de ce point et en s'éloignant jusqu'à trois centimètres au-delà du bord droit du sternum, on entend un autre bruit de souffle, différant du premier par le timbre et l'intensité, qui devient de plus en plus distinct à mesure qu'on s'avance vers la droite ; il se prolonge en bas jusque vers l'épigastre ; il diminue d'intensité quand on se rapproche de la base du cœur.

Dans ce dernier point, on entend un bruit de frottement court et sec au 1er temps et un bruit de souffle prolongé au 2e temps ; ces deux bruits se prolongent un peu, suivant le trajet des artères. — Diagnostic. Rétrécissement des orifices auriculo-ventriculaires droit et gauche, rétrécissement et insuffisance de l'orifice aortique. Les jours suivants et jusque vers le milieu d'août 1858, on voit le pouls se ralentir progressivement, sous l'influence de la digitale, de 84 à 64, 60, 56, 54, mais il reste presque toujours très irrégulier. La force de l'impulsion, la vibration perçue par l'application de la main, éprouvent de nombreuses variations, mais les bruits de souffle que nous avons signalés restent toujours distincts, quoique variant d'intensité.

Le 11 août, la malade accuse de la céphalalgie ; épistaxis peu abondante, 4 à 5 cuillerées de sang ; pouls à 64.

Le 14, le pouls est remonté à 80.

A partir du 16 août, l'appétit qui avait été passable jusque-là, disparaît presque entièrement ; en même temps, l'œdème fait des progrès rapides, il occupe les deux membres inférieurs, la main et l'avant-bras du côté gauche, la face est aussi œdématiée. La malade prend constamment de la digitale ou de la digitaline. Le 25 août, on lui applique un vésicatoire à la région précordiale, qui est le siége d'une vive douleur.

Dans les premiers jours de septembre, la faiblesse, l'œdème et la dyspnée ont fait de nouveaux progrès, la malade a peine à rester au lit. Quand elle se lève, les jambes deviennent d'un volume énorme, et l'enflure de la face fait place à une maigreur squelettique. En même temps, des ecchymoses d'une étendue variable, apparaissent sur différents points de la peau dans toutes les régions du corps ; il en existe de très fortes autour des yeux, et un peu de sang est épanché sous les conjonctives : une constipation opiniâtre est combattue par des lavements et des pilules purgatives, données d'abord tous les jours, puis tous les deux jours. Le 12 septembre, il se manifeste une teinte ictérique de la peau et des conjonctives.

13 septembre et jours suivants, vomissements répétés, qui se modèrent sans cesser complètement, sous l'influence de potions anti-émétiques de Rivière, et de prises de magnésie calcinée. Quelques crachats mêlés de sang noir.

20 septembre. Des escharres gangréneuses commencent à se former au centre des ecchymoses, à la jambe droite et aux points de la peau qui correspondent au sacrum et aux tubérosités sciatiques. Tous les symptômes augmentent de gravité jusqu'au 29 septembre, jour de la mort.

Pendant toute la durée de la maladie, l'auscultation du cœur, pratiquée un grand nombre de fois, a toujours donné les mêmes résultats. Les huit ou dix derniers jours, l'état de la malade avait rendu cet examen impossible.

Autopsie faite le 30 *septembre , 22 heures après*
la mort.

Cadavre très-infiltré , surtout aux membres inférieurs ;
présentant une teinte ictérique générale , des ecchymoses
nombreuses sur diverses parties du corps , de larges
escharres gangréneuses à la région du sacrum , des tubérosités sciatiques et à la partie inférieure de la jambe
droite.

Cœur d'un volume énorme , refoulant les poumons en
haut et en dehors , s'étendant à gauche de 5 à 6 centimètres , en dehors de la ligne verticale abaissée du mamelon , dépassant de 6 centimètres environ le bord droit
du sternum.

Adhérences générales du péricarde , par des fausses
membranes denses et organisées , plus épaisses sur les cavités droites que sur les cavités gauches ; plusieurs petites
ecchymoses existent dans leur épaisseur.

Toutes les cavités du cœur sont énormément dilatées.
L'oreillette gauche remplie de sang noir coagulé , avec
une très-petite portion fibrineuse mince et aplatie , forme
une grosse tumeur qui , s'appuyant en arrière sur la colonne vertébrale , repousse en avant et en bas l'oreillette
droite , qui vient par son bord droit reposer en partie
sur le diaphragme , de sorte que le cœur tout entier est
couché presque horizontalement sur cette cloison membra-
neuse. Les parois des quatre cavités ont à peu près leur
épaisseur normale , le tissu en est dense et crie sous le
tranchant de l'instrument qui le divise.

L'endocarde tout entier présente des traces non équivoques d'inflammation. La valvule tricuspide est très-épaissie ; ses valves , soudées entre elles , et ses tendons sont beaucoup plus rigides et plus épais qu'à l'ordinaire. Ces derniers sont relativement trop courts. L'épaississement , beaucoup plus marqué au bord libre des valves , y forme une véritable bordure saillante de 2 millimètres de diamètre. De, ces changements de texture résulte un rétrécissement très-marqué de l'orifice auriculo-ventriculaire droit. Vu du côté de l'oreillette , cet orifice présente la disposition en entonnoir des rétrécissements ; du côté du ventricule, il a l'aspect d'une boutonnière. Les valvules de l'artère pulmonaire sont indurées à leur base , mais du reste dans un état qui leur permettait de remplir leurs fonctions.

Le ventricule droit contient un caillot fibrineux peu important , entrelacé dans les tendons de la valvule tricuspide. L'oreillette droite , un caillot cruorique volumineux , qui se prolonge dans les veines caves.

La valvule mitrale offre un rétrécissement encore plus prononcé que celui de la valvule tricuspide , et comme elle , vue du côté de l'oreillette , elle a la forme d'un entonnoir ; et , du côté du ventricule , elle forme une étroite boutonnière.

L'endocarde , dans les cavités gauches , est beaucoup plus épaissi et plus opaque qu'à droite.

La face auriculaire de la valvule mitrale présente des incrustations calcaires saillantes , nombreuses ; il en existe aussi un grand nombre dans les parois de l'oreillette , et vers le milieu de la hauteur de cette cavité , elles sont plus marquées , plus nombreuses , et forment un cercle à peu près complet ; elles sont également nombreuses aux orifices des veines pulmonaires.

L'orifice aortique est très-étroit ; les valvules sont indurées à leur base et présentent sur leur face convexe plusieurs incrustations calcaires saillantes. L'aorte , suivie depuis sa naissance jusqu'au bas de la région dorsale , ne présente aucune lésion , mais ces dimensions sont celles qu'elle présente chez un enfant de 7 à 8 ans.

Poumon. Adhérences générales des deux feuillets de la plèvre droite ; à gauche , il n'existe que quelques adhérences à la partie postérieure ; mais , des deux côtés , elles adhèrent avec le péricarde dont on ne peut les séparer que par la dissection.

Les deux poumons présentent chacun plusieurs noyaux sanguins indurés tout à fait privés d'air ; ils sont un peu comprimés et contiennent fort peu de sang. Le lobe moyen du poumon droit , réuni aux autres lobes par des adhérences, est complètement carnifié. Il existe également un peu d'induration , distincte des noyaux sanguins , à la partie postérieure de chaque poumon.

Foie. Peu volumineux , assez gorgé de sang , offrant une prédominance de la matière jaune.

Le diagnostic a pu être porté ici hardiment ; tous les symptômes locaux étaient faciles à apprécier ; ainsi , l'étendue et la forme de la matité , la situation des divers bruits anormaux ne pouvaient laisser de doute sur la nature des lésions valvulaires , dont nous avons constaté l'existence après la mort.

Ce qui frappe tout d'abord dans cette observation , c'est la gravité des conséquences du rhumatisme articulaire , dont Anna Rimbert avait été atteinte à l'âge de 9 ans.

Le développement du corps avait été arrêté ; à 19 ans, elle semblait n'en avoir que 12 ou 13, et la menstruation n'était pas établie : puis les lésions, laissées par l'endocardite, avaient eu leur effet ordinaire; l'organe central de la circulation s'était altéré progressivement, et ses cavités n'avaient pas tardé à se trouver en disproportion avec celle de l'aorte, qui avait conservé les dimensions qu'elle présente dans l'enfance. Nous trouvons une autre preuve de l'intensité du travail pathologique dans l'existence, chez un aussi jeune sujet, des nombreuses concrétions calcaires rencontrées dans les cavités gauches; enfin, tout se réunit ici pour démontrer combien le rhumatisme articulaire aigu est à redouter pour les jeunes enfants, puisque chez eux il a presque toujours des conséquences mortelles, dans un avenir plus ou moins prochain, en raison des désordres cardiaques ou cérébraux qu'il détermine. Chez l'adulte, le pronostic offre assurément moins de gravité.

La rapidité avec laquelle s'est formée l'hydropisie, le haut degré de développement qu'elle a acquis, les ecchymoses, et enfin les escharres gangréneuses qui se sont formées pendant les derniers temps, témoignent hautement du trouble profond de la circulation générale. La forme de la suffusion séreuse était la même chez notre premier malade, mais les désordres étaient moins avancés. Chez tous deux, l'existence des lésions dans le cœur droit explique suffisamment la marche de l'hydropisie.

L'adhérence des feuillets du péricarde entre eux, de même que celle qui existait extérieurement entre les plèvres et l'enveloppe du cœur, doit être attribuée à une inflammation adhésive déterminée par la pression excentrique que le cœur, dans son développement progressif, exerçait sur les parties voisines.

Les altérations pulmonaires rencontrées chez nos deux malades n'ont rien que de très-ordinaire dans les affections graves du cœur ; nous ne nous y arrêterons pas.

Tout récemment, nous avons eu occasion d'observer, à l'Hôtel-Dieu, un jeune homme de 18 ans, atteint d'une maladie du cœur consécutive à un rhumatisme articulaire. Une hydropisie considérable avait eu lieu ; mais, au bout d'un certain temps, l'infiltration des membres avait disparu, et il n'était plus resté qu'une ascite qui semblait tout à fait stationnaire. Ce malade présentait une voussure considérable de la région précordiale ; une matité très-étendue, dépassant à gauche de trois centimètres la ligne verticale abaissée du mamelon, et à droite le bord droit du sternum ; une vibration perceptible à la main et un soulèvement onduleux de la région du cœur.

Un bruit de souffle rapeux, très-fort au premier temps, s'entendait partout, mais avec un peu plus d'intensité à gauche qu'ailleurs ; sur les limites droite et gauche du champ de la matité, il prenait un caractère sibilant prononcé. Pour nous, ce malade était atteint d'un rétrécissement simultané des deux orifices auriculo-ventriculaires. Nous ne rapportons, du reste, ce fait, que pour mémoire, le malade étant sorti de l'hôpital sans changement dans son état, et n'étant pas disposé à nous fournir la démonstration anatomique de notre diagnostic (1).

____

(1) Nous aurions pu citer quelques autres faits que nous avons

En résumé, si les deux faits qui précèdent ne nous permettent pas de poser, d'une manière absolue, les règles du diagnostic du rétrécissement auriculo-ventriculaire droit, nous pensons qu'en étudiant minutieusement toutes leurs circonstances, et en les rapprochant du fait de M. Louis cité plus haut, ainsi que de l'ensemble symptomatique rencontré chez notre dernier malade, on peut arriver aux conclusions suivantes :

1° Que si les symptômes du rétrécissement de l'orifice auriculo-ventriculaire droit, ainsi que les lésions de l'orifice pulmonaire sont peu connus, cela tient à l'extrême rareté de ces affections, qui fait que peu de médecins ont l'occasion de les observer, et que l'attention se porte naturellement ailleurs. Cela tient encore à ce que, dans la plupart des cas où on les rencontre, elles existent avec des altérations des orifices du cœur gauche ;

2° Que, malgré ces obstacles, il est parfois possible, et même facile, de reconnaître le rétrécissement auriculo-ventriculaire droit ;

---

trouvés dans les auteurs, et qui se rapportent à la question que nous étudions ; mais ils manquent des détails nécessaires pour être concluants.

Le seul qui, selon nous, ait quelque valeur, est la 18° observation du travail de M. Hébrard, empruntée à M. Lemaire.

Dans ce cas, le bruit anormal était au deuxième temps, et attribué uniquement à l'orifice mitral, quoique l'orifice auriculo-ventriculaire droit fût très-notablement rétréci : 9 lignes de diamètre. (*Hébrard, Signes sthétoscopiques du rétrécissement auriculo-ventriculaire gauche. Archives générales de Médecine, février 1854.*)

3° Que les symptômes de cette affection sont :

1° Un bruit anormal au premier temps, ayant son summum d'intensité sur les limites droites de la région précordiale, et même en dehors de ces limites, se prolongeant vers la région épigastrique, disparaissant rapidement dans la direction des gros vaisseaux qui naissent de la base du cœur, susceptible d'être distingué même dans le cas de coexistance d'un bruit de même nature produit par la valvule mitrale rétrécie, ce dernier ayant son summum d'intensité sur les limites gauches de la région précordiale, et même au-delà ;

2° Une matité très-étendue de la région précordiale, atteignant le bord droit du sternum, et même dépassant ce bord de plusieurs centimètres ;

3° Enfin, un trouble bien plus grand de la circulation générale que dans les maladies bornées au cœur gauche, et rappelant tout à fait, sauf quelques traits, le tableau tracé par Ritchie, de ce qu'il appelle la forme droite ou congestive des maladies du cœur. (*Arch. gén. de Méd.*, *octobre* 1851.)

IIᵉ PARTIE.

Considérations physiologiques et pathologiques sur les rétrécissements des orifices auriculo-ventriculaires en général.

Dans la première partie de ce travail, nous avons étudié uniquement le rétrécissement de l'orifice auriculo-ventriculaire droit, et nous avons cherché à démontrer que le diagnostic en était possible, au moins dans certains cas. Cette démonstration ne pouvait ressortir que de faits minutieusement recueillis et rapportés dans tous leurs détails : ce que nous avons à dire à présent, se rapportant également aux deux orifices auriculo-ventriculaires, nous n'aurons pas besoin de rapporter d'autres faits particuliers. Les observations de rétrécissement mitral sont aussi nombreuses dans la science que celles de rétrécissement tricuspide sont rares, aussi chacun pourra aisément nous comprendre en rappelant ses souvenirs.

Nous nous proposons d'établir sur des considérations physiologiques et pathologiques :

1° Que le jeu des valvules auriculo-ventriculaires ne peut produire aucun bruit ;

2° Que le premier bruit cardiaque et le choc de la pointe du cœur contre les parois thoraciques ont pour cause principale, sinon unique, la projection brusque du sang dans les ventricules, au moment de la contraction des oreillettes.

Aucune théorie, pas même celle de Rouanet, que pendant longtemps nous avons suivie à l'exemple du plus grand nombre des observateurs ; aucune théorie, disons-nous, ne nous fournissait une explication satisfaisante du mécanisme des valvules auriculo-ventriculaires, et nous cherchions en vain comment, avec leur disposition anatomique, elles pouvaient donner lieu à un bruit de claquement, qu'on est au contraire disposé à admettre à première vue pour les valvules artérielles.

M. Parchappe, dans son *Traité de la structure et des mouvements du cœur*, a donné une analyse selon nous parfaitement exacte du jeu des valvules auriculo-ventriculaires : il a établi qu'au moment de la contraction des ventricules, toutes les colonnes charnues libres auxquelles s'insèrent les radiations tendineuses, se trouvent rapprochées les unes des autres, engrénées et réunies en un seul faisceau, disposition qui a pour conséquence le froncement des valvules, froncement que rend encore plus complet la contraction des anses musculaires transversales et obliques, qui agissent sur les anneaux valvulaires comme de véritables sphincters.

Vus du côté de l'oreillette pendant leur occlusion, les orifices auriculo-ventriculaires présentent des plis rayonnés comme l'orifice d'une bourse à cordons, ou mieux encore, comme l'orifice de l'anus. Cette manière d'envisager le mécanisme des valvules auriculo-ventriculaires nous semble d'autant plus conforme à la vérité qu'elle s'accorde complètement avec ce que nous montrent les faits pathologiques.

Dans les deux cas que nous avons rapportés, les valvules tricuspides et mitrales présentaient la même altération. Elles formaient un canal qui ne pouvait plus se fermer complètement, et ouvert dans le ventricule, où il formait une saillie conique, par un orifice ressemblant à une étroite boutonnière. Du côté de l'oreillette, c'était une cavité en forme d'entonnoir, dont la surface était sillonnée de plis rayonnés.

Si on lit avec attention les observations consignées dans les auteurs, on voit qu'au milieu des déformations variées qui peuvent affecter les valvules, celle que nous venons de décrire est de beaucoup la plus fréquente, et que, dans les cas même qui ont un aspect différent, on en retrouve plus ou moins le souvenir.

M. Bouillaud (*Traité clinique des maladies du cœur,* t. 11, *p.* 318), décrit cette altération de la manière suivante :

« L'ouverture que laissent entre elles les valvules épaissies, indurées et soudées en quelque sorte par leurs bords ou leurs côtés voisins, est permanente et constamment béante. Elle est tantôt arrondie, tantôt ovalaire ou elliptique. Elle ressemble, dans beaucoup de cas, à une sorte de boutonnière, ou mieux encore, à une véritable glotte, dont les lèvres sont représentées par les bords arrondis des lames valvulaires épaissies. Cette comparaison s'applique plus particulièrement à certains rétrécissements de l'orifice auriculo-ventriculaire gauche. Dans quelques cas, les lames de la valvule bi-cuspide ont acquis un énorme épaississement, et font saillie du côté de l'oreillette ; alors l'orifice rétréci peut être comparé à l'orifice du col de l'utérus, et, comme celui-ci, imite une sorte de museau de tanche. Vue du côté des oreillettes, la circonférence des orifices auriculo-ventriculaires rétrécis présente un froncement très-prononcé, comme si cette surface eût été plissée sur elle-même : cette disposition lui donne de la ressemblance avec la circonférence externe de l'anus ou l'ouverture d'une bourse dont on a rapproché les cordons. »

Plus loin, M. Bouillaud ajoute que les orifices auriculo-ventriculaires rétrécis représentent une sorte de canal infundibuliforme.

M. Forget (*Précis théorique et pratique des maladies du cœur,* p. 134), s'exprime à peu près comme M. Bouillaud : « Les dégénérescences valvulaires affectent des formes

très variées; souvent elles consistent en quelques plaques
ou taches indurées, occupant soit la base ou le point
d'insertion des valvules, soit le limbe, soit le centre
même. Ces plaques peuvent ne pas altérer sensiblement la
forme, les dimensions, le jeu normal des valvules; mais,
à l'état avancé, confluant, si je puis dire, ces altérations
organiques donnent aux orifices des formes très variées :
tantôt les valvules déformées, recoquevillées, adhérentes
entre elles ou avec les parois du vaisseau, ont perdu
leur mobilité et cessent d'obstruer exactement les orifices ; d'autres fois, elles leur donnent la forme d'anneaux, de fentes, de canaux solides, toujours béants,
droits ou courbes, etc.

» La forme canaliculée est plus particulière à l'orifice
mitral qui présente alors l'aspect d'un entonnoir ou d'un
cylindre d'un à deux centimètres de longueur, dont l'orifice supérieur, regardant l'oreillette gauche, est plissée, froncée comme l'ouverture d'une bourse à coulisse,
ou plus exactement, comme l'orifice de l'anus. »

Ces deux descriptions résument bien les caractères de
l'altération qui nous occupe, caractères qu'il n'est pas
possible de regarder comme fortuits quand on les voit se
reproduire avec une pareille constance : ils sont la conséquence nécessaire de la disposition anatomique des valvules et du mécanisme de leur occlusion. Il semble qu'en
devenant immobiles par suite de leur induration et des
adhérences accidentelles, les valvules soient restées dans
une position intermédiaire, entre le relâchement complet
et l'occlusion complète. Les faits pathologiques sont à
notre avis la meilleure démonstration de la vérité de

l'opinion de M. Parchappe sur le jeu des valvules auriculo-ventriculaires.

Reste maintenant un point sur lequel nous ne pouvons être d'accord avec l'observateur que nous venons de citer, c'est la production d'un bruit de claquement au moment de l'occlusion des valvules auriculo-ventriculaires, qui présenteraient selon lui pour la production de ce bruit, des conditions bien plus favorables que les valvules sygmoïdes. Lors même que, faute de mieux, nous étions disposé à accepter la théorie de Rouanet, nous étions loin d'être convaincu, en ce qui concerne la production du premier bruit, et nous ne comprenons pas davantage aujourd'hui, comment une membrane en se fronçant, pourrait donner lieu à un bruit de claquement; il y a là, selon nous, une évidente contradiction.

On ne peut s'empêcher de remarquer que M. Parchappe dans l'appréciation des causes des bruits, n'a pas montré la même sévérité de logique que dans l'exposé de la disposition anatomique et des mouvements des diverses parties du cœur. Il est vrai qu'il ne conclut d'une manière positive en faveur d'aucune des théories qui encombrent le terrain de la science, et qu'il fait ressortir les difficultés du sujet et les incertitudes qui restent encore sur un grand nombre de points ; mais il est aisé de voir qu'il incline fortement vers la théorie de Rouanet, et qu'il force même les déductions pour la faire prévaloir.

Cette théorie, en effet, a quelque chose de séduisant au premier abord, elle semble s'accorder merveilleusement avec la simplicité ordinaire des principes généraux qui dominent les phénomènes naturels, mais elle ne résiste pas à un examen sérieux.

M. Rouanet est parti d'un fait qui est admis généralement, c'est que la colonne de sang poussée dans les artères par la contraction des ventricules, tend à rétrograder vers ceux-ci sous l'influence de la rétraction élastique des parois artérielles et aussi, du moins chez l'homme et dans la station verticale, sous l'influence de la pesanteur. Cette colonne vient frapper sur les valvules sygmoïdes abaissées en produisant un bruit analogue à celui du marteau d'eau, et c'est là la cause du bruit du deuxième temps (1).

Entraîné par le désir d'imaginer une théorie à la fois simple et complète, M. Rouanet s'est dit : puisque les valvules sygmoïdes produisent un claquement au moment où elles ferment les orifices artériels, il doit en être de même des valvules qui remplissent les mêmes fonctions aux orifices auriculo-ventriculaires. Mais si l'on prend en sérieuse considération les différences anatomiques des deux appareils valvulaires, on reste convaincu que leur mécanisme doit également différer beaucoup, et qu'on a singulièrement abusé de la méthode d'induction analogique pour assimiler des choses dissemblables sous tous les rapports, excepté sous celui du but fonctionnel.

Nous sommes d'avis qu'on peut affirmer sans hésitation que les valvules auriculo-ventriculaires, au moment de leur occlusion, ne produisent aucun bruit, et qu'il faut

---

(1) Nous reviendrons plus loin sur la théorie de la production du deuxième bruit.

adopter pour le bruit du premier temps, une autre explication que nous trouvons dans la théorie de M. Beau. *Le premier bruit et le choc de la pointe du cœur contre les parois thoraciques, sont dus à l'ondée sanguine qui vient frapper les parois ventriculaires, sous l'influence de la contraction des oreillettes.*

Cette proposition a été étayée par M. Beau, de preuves telles, que nous n'avons pas balancé à nous ranger à son sentiment. Néanmoins, la conviction n'est pas entrée de même dans tous les esprits ; il n'est donc pas inutile, en récapitulant les raisons apportées par cet auteur, de les appuyer de quelques autres considérations, déduites des faits physiologiques et pathologiques. Il convient avant tout de s'entendre sur l'ordre de succession des mouvements du cœur, aucune explication des bruits ne pouvant être essayée qu'après ce premier point fixé. Le passage suivant, que nous empruntons au travail de M. Hérard sur les signes du rétrécissement mitral, nous paraît résumer parfaitement le véritable état de la science à cet égard :

« C'est un fait à peu près universellement admis, quelle que soit d'ailleurs la théorie que l'on adopte (excepté celle de Laënnec, justement tombée dans l'oubli), que la systole auriculaire précède la systole ventriculaire ; mais un point sur lequel il importe d'insister, parce que beaucoup de médecins ne s'en rendent peut-être pas suffisamment compte, c'est que l'intervalle qui sépare les deux systoles est excessivement court, presque inappréciable à la vue, si bien que des auteurs ont été jusqu'à admettre la simultanéité de ces deux mouvements. A peine, en effet, l'oreillette est-elle entrée en contraction,

que déjà le sang qu'elle contenait se trouve dans les artères, absolument comme nous, nous voyons le bol alimen-
taire, suivant une ingénieuse comparaison de Harvey,
parvenir dans l'œsophage presque au moment où il touche
l'isthme du gosier, de même encore que dans la détonation
d'une arme à feu, où tout paraît simultané, il y a cependant des actions successives (Harvey, Bérard). Cette rapidité dans la succession des deux systoles, a été d'abord et
parfaitement indiqué par Harvey, puis par Haller ; de nos
jours, elle est acceptée de MM. Hope, Burdach, Beau,
Barth et Roger, Müller, Parchappe, Bérard, etc.; et, il faut
le dire, de presque tous les physiologistes. « La systole
du ventricule succède si promptement à celle de l'oreillette
que, la plupart du temps, on ne peut point les distinguer
l'une de l'autre, et qu'elles ne semblent faire qu'un. (*Burdach, physiologie, t.* VI, *p.* 242). « L'oreillette, dit M. le professeur Bérard, est l'échappement de cette admirable
machine (le cœur), dès qu'elle a commencé sa contraction,
elle a porté à son summum la diastole du ventricule, qui
réagit si vite que toute l'ondée sanguine a été projetée en
nn instant de l'oreillette dans l'artère. » (*Cours de physiologie, p.* 623, *t.* III.) Or, c'est à un même temps du cœur,
le premier temps, que s'accomplit cette série d'actions
presque simultanées : systole auriculaire, passage du sang
de l'oreillette dans le ventricule, à travers l'orifice auriculo-
ventriculaire, systole ventriculaire, passage du sang du
ventricule dans les artères, à travers l'orifice aortique. »
(*Arch. gén. de méd.* 1854, *t.* III *de la* Ve *série, p.* 178).

Il faut encore ajouter aux phénomènes ci-dessus énumé-
rés, comme se passant au premier temps, le choc du cœur

contre les parois thoraciques dont nous allons nous occu-
per d'abord. Nous n'avons pas l'intention de rappeler ici
les opinions diverses des auteurs à ce sujet, ni les raisons
invoquées pour ou contre chacune d'elles : nous nous bor-
nerons à discuter les objections faites à cette partie de la
théorie de M. Beau, que nous adoptons complètement.
On a dit que presque tous les observateurs qui ont opéré
sur les animaux vivants, avaient vu le choc de la pointe
du cœur se produire au moment de la systole ventriculaire, et que les oreillettes n'étaient pas douées d'une force
contractile suffisante pour pousser en avant la masse des
ventricules.

Les passages suivants, empruntés à M. Parchappe, nous
semblent répondre assez victorieusement à ces objections,
quoique l'auteur ne les interprète pas dans le même sens
que nous. « Le mouvement de dilatation, la diastole, est
un phénomène passif et composé. Il résulte de la réalisation successive de deux conditions, à propos desquelles les
parois des cavités demeurent également passives. Une de
ces conditions est la cessation de l'action des parois, le
relâchement des fibres musculaires qui les constituent.
L'autre condition est l'introduction actuelle et *subite*, dans
les cavités, d'une quantité de sang qui les remplisse et
les distende. Le changement de forme qui caractérise le
mouvement, est principalement dû à la réalisation de cette
dernière condition ; car le relâchement des parois n'en-
traîne que la restitution des cavités effacées : c'est l'introduction du sang qui détermine leur distension. La diastole, en tant que mouvement, ne se produit que dans les
cavités qui reçoivent du sang. Le relâchement des parois,

dans le cœur que le sang ne traverse plus, n'est à proprement parler que la cessation d'un mouvement. »

« Ces considérations conduisent à une remarque, sur la valeur des mots diastole et systole, qui n'est pas sans importance. Le mot diastole, qui exprime un fait complexe, peut prêter à l'équivoque, si, comme il arrive souvent, on l'emploie pour désigner l'un ou l'autre des deux éléments qui entrent dans le fait complexe, le relâchement des parois par cessation de leur action, ou leur distension par la pression du sang. Il n'en est pas de même du mot systole, qui, exprimant un fait simple, a un sens toujours identique. (*Du cœur, de sa structure, etc., p.* 93.) »

Le même auteur (*Loco cit. p.* 97), à propos des mouvements du cœur de la grenouille rousse, s'exprime de la manière suivante :

« L'oreillette gonflée, allongée et représentant une outre pleine, se contracte de haut en bas par un mouvement vermiculaire rapide et brusque, projette, dans le ventricule, une ondée de sang qui le rougit, le distend, et *augmente son volume suivant toutes ses dimensions.* Cette projection de sang avec distension, s'étend jusque dans l'origine du tronc artérieux. La systole de l'oreillette pousse fortement le ventricule dilaté en bas et un peu en avant, et le fait saillir brusquement hors de la cavité thoraco-abdominale. La contraction de l'oreillette persiste un peu plus longtemps au niveau du sillon circulaire. L'oreillette se vide complètement de sang.

A la systole de l'oreillette qui a déterminé la réplétion du ventricule, succède immédiatement la systole du ventricule. En se contractant, le ventricule diminue de volume

dans toutes ses dimensions, il se raccourcit très notablement ; le sillon circulaire le creuse d'une manière très sensible, et représente un étranglement entre l'oreillette qui
se distend, et le ventricule qui se vide de sang. Il y a un
mouvement faible de projection de la pointe du cœur en
avant. »

Plus bas il ajoute : « Il n'y a pas, entre la contraction du
ventricule et le retour de la systole auriculaire, de repos
proprement dit. Les mouvements ne comprennent réellement que deux temps. Seulement, le ventricule se maintient
à l'état de contraction et vide pendant un instant très
court avant de se relâcher. Pendant la contraction du
ventricule, bien que l'oreillette se gonfle et par conséquent
s'allonge, le ventricule, notablement rapetissé et raccourci,
rentre dans la cavité thoraco-abdominale. »

Enfin, en observant les mouvements du cœur chez le
lapin, M. Parchappe a vu « les oreillettes s'appliquer, par
un mouvement brusque contre la base du cœur, s'aplatir, pâlir, et diminuer de volume suivant toutes leurs dimensions. En même temps, elles impriment aux ventricules
une impulsion en bas et en avant, qu'on peut bien constater surtout chez l'animal mourant, lorsque, les ventricules
se contractant avec moins de fréquence que les oreillettes,
les contractions des oreillettes ne sont pas immédiatement
suivies de la contraction des ventricules. Le mouvement
de contraction des oreillettes est réellement fort énergique.
J'ai vu plusieurs fois l'oreillette gauche non-seulement
s'aplatir de haut en bas, mais encore se déprimer de manière à former un creux, la paroi moyenne supérieure s'en-
fonçant dans la cavité auriculaire. »

«Chez le même animal, au moment de leur systole, les ventricules, par un mouvement brusque et rapide, diminuant de volume, projettent la pointe du cœur en avant et en haut, et repoussent fortement le doigt qui presse leurs parois endurcies. La diminution de volume a lieu dans tous les sens. La masse commune des ventricules se raccourcit, la pointe du cœur se rapprochant sensiblement et évidemment de la base, elle se rétrécit. Le ventricule droit se retire vers le ventricule gauche, dont les diamètres latéraux ont diminué. La pointe du cœur est plus aiguë. Les ventricules se maintiennent à l'état de contraction extrême pendant un instant très court avant de se relâcher. » (*Parchappe, loc. cit. p.* 105).

M. Parchappe conclut de ses observations que, dans les circonstances ordinaires, et hors de l'état pathologique, la quantité de sang qui s'introduit dans les ventricules, indépendamment de la systole auriculaire, doit être très-peu considérable chez les mammifères et chez l'homme.

Cette quantité est encore moindre chez les oiseaux; elle est tout à fait nulle chez les batraciens, tant que leur circulation reste régulière.

Ne semble-t-il pas résulter de ces passages que c'est au moment de la plus grande ampliation des ventricules que doit avoir lieu le choc du cœur contre les parois thoraciques, comme le veut M. Beau, plutôt que pendant la contraction de ces cavités, contraction qui diminue leur volume dans tous les sens? Et n'a-t-on pas lieu de s'étonner, lorsque dans les pages suivantes, on voit M. Parchappe conclure en sens contraire, et placer le choc en question au moment de la systole ventriculaire, à cause du redressement de la pointe du cœur qui accompagne ce mouvement. Cette contradiction s'explique quand on se rappelle ce que nous avons dit plus haut de la rapidité avec laquelle se succèdent les mouvements des diverses cavités et de la difficulté d'apprécier *de visu* la coïncidence des phénomènes. Ne sait-on pas que dans une des expériences de Hope, un des assistants, M. Lane, affirmait que la projection du cœur en avant, avait lieu pendant la systole auriculaire, tandis que les autres expérimentateurs étaient d'avis que c'était pendant la systole ventriculaire.

On a pu remarquer, du reste, que dans les expériences de M. Parchappe, la projection du cœur en avant est signalée comme résultant et de la systole auriculaire et de la systole ventriculaire.

Venons maintenant aux preuves que l'on peut tirer des faits pathologiques, et tout d'abord qu'il nous soit permis d'invoquer encore le témoignage de M. Hérard, en faveur de la puissance contractile des oreillettes.

« Dans les considérations qui précèdent, dit-il, p. 180, du mémoire déjà cité, nous avons supposé à l'oreillette une énergie de contraction susceptible de faire passer avec assez de force le sang de l'oreillette dans le ventricule ; dans quelques circonstances où les battements du cœur restant réguliers, le bruit de souffle diminue, cesse même de se faire entendre, on doit vraisemblablement admettre une diminution dans leur force de contraction. Nous en avons eu, en quelque sorte, la démonstration chez un de nos malades ; chez lui les pulsations étant au nombre de 45 et d'une grande faiblesse, le bruit de souffle était nul ou du moins peu marqué. Le cœur venait-il à se contracter avec vigueur sous l'influence d'une émotion morale ou d'une marche forcée, le bruit de souffle devenait alors très intense. Nous n'ignorons pas que des auteurs très recommandables ont refusé à l'oreillette une puissance contractile capable de produire un bruit par excès de frottement ; mais nous ne saurions nous ranger à leur manière de voir. Sans doute, à l'état normal, la couche musculaire de l'oreillette est peu serrée, comparée à celle du ventricule, mais elle est en rapport avec sa fonction spéciale. Si le ventricule a besoin d'une force considérable pour projeter au loin le sang dans toutes les artères du corps, cette force ne doit-elle pas être beaucoup moindre pour pousser ce sang de l'oreillette dans le ventricule relâché ? Cela est tellement vrai, que si la colonne sanguine rencontre sur son trajet un obstacle quelconque, un rétrécissement de l'orifice auriculo-ventriculaire, par exemple, on voit aussitôt les fibres charnues se multiplier, et l'oreillette s'hypertrophier. Or, en serait-il ainsi, si cette cavité n'était qu'un réservoir destiné à fournir du sang au ventricule au moment où celui-ci va le lancer dans les artères, et si les auricules seules se contractaient. »

D'après ces divers témoignages, nous nous croyons fondé à dire que les oreilléttes possèdent une assez grande force de contraction ; nous ajouterons même que les observateurs qui ont attribué le choc du cœur contre les parois à la contraction ventriculaire se sont laissés prendre à l'apparence extérieure, et qu'ils ont conclu sans analyser rigoureusement les diverses circonstances des mouvements du cœur. Ils n'ont été frappés que de la différence d'épaisseur des parois musculaires des différentes cavités.

Démontrer la puissance contractile des oreillettes, c'est établir seulement la possibilité d'un choc énergique, sous l'influence de leur contraction ; d'autres considérations nous serviront à prouver que ce choc se produit réellement.

Si le choc précordial était dû à la contraction ventriculaire, il devrait toujours y avoir proportion entre lui et l'impulsion des artères ; or, dans une foule de cas pathologiques, c'est le contraire qui s'observe, et personne n'ignore que dans les cas les plus prononcés d'hypertrophie des ventricules, on perçoit un choc faible à la région du cœur. Cette disproportion entre les pulsations cardiaques et artérielles, s'exprime au plus haut degré dans les cas d'insuffisance des valvules aortiques, dans lesquels le ventricule gauche, à la fois dilaté et hypertrophié, lance dans les artères une ondée de sang considérable. Nous avons eu, il y a peu jours, occasion d'observer un cas de cette nature, dans lequel les artères frappaient le doigt comme un marteau, tandis que l'impulsion cardiaque était excessivement faible ; et ces phénomènes, persistant encore le jour de la mort, contribuaient à éclairer le diagnostic, basé sur l'existence d'un bruit de souffle prolongé au deuxième temps, ayant son summum d'intensité vers la partie moyenne et supérieure de la région précordiale. L'autopsie nous a permis de constater, outre la déformation des valvules et une maladie très avancée de l'aorte dans toute son étendue, une énorme hypertrophie du ventricule gauche, avec augmentation de la densité de ses parois et ampliation considérable de sa cavité. Les trois autres cavités étaient dilatées et hypertrophiées.

D'autres cas, comme chacun le sait, forment la contre-partie de ce qui précède : ce sont ceux dans lesquels une forte impulsion cardiaque coïncide avec un pouls d'une extrême faiblesse, et dans les maladies du cœur avancées ce dernier rapport est de beaucoup le plus fréquent.

Il est un autre symptôme qui s'observe habituellement dans les cas d'hypertrophie avec dilatation des ventricules, qui ont donné lieu à ce changement de position du cœur que nous avons décrit plus haut ; par suite duquel la face antérieure du cœur se trouve presque tout entière en contact avec les parois thoraciques. Nous voulons parler du choc en ondulation. Cette ondulation qui se fait de droite à gauche, c'est-à-dire, de la base vers la pointe du cœur, est une preuve de plus à l'appui de la thèse que nous soutenons. En effet, à l'état normal, l'oreillette se débarrasse brusquement et d'un seul coup de son con-tenu, pour le faire passer dans le ventricule, qui se trouve lui aussi rempli subitement, d'où résulte un choc instan-tané : mais quand par suite soit du rétrécissement de l'orifice auriculo-ventriculaire, soit de l'ampliation de la capacité du ventricule, les rapports proportionnels ont été dérangés, le dégorgement de l'oreillette dans le ventricule ne peut plus se faire d'une manière instantanée ; il est nécessairement progressif, d'où le choc en ondulation.

Tout ce que nous avons dit relativement au choc du cœur contre les parois thoraciques, peut servir à démontrer que c'est à la même cause qu'est dû le premier bruit du cœur. Ainsi, nous avons établi qu'il ne saurait être produit par le claquement des valvules auriculo-ventriculaires, nous ajoutons maintenant qu'il est nécessaire pour sa produc-

tion que le sang soit poussé dans le ventricule énergique-
ment et instantanément. Ces conditions sont-elles impos-
sibles à réaliser par suite d'altérations pathologiques, on
voit immédiatement le premier bruit s'altérer. C'est ainsi
que dans le rétrécissement mitral, le premier bruit normal
disparaît souvent tout à fait et se trouve remplacé par un
bruit de souffle ou de frottement , dont la prolongation
prouve que le sang pénètre dans le ventricule bien plus
lentement qu'à l'ordinaire, et que c'est à cette circonstance qu'il faut rapporter l'absence du premier bruit.

L'affaiblissement simple de la contraction auriculaire,
pourrait avoir un résultat analogue , mais alors on obser-
verait seulement l'affaiblissement ou l'absence du premier
bruit, sans production de bruit anormal.

Dans tout le cours de ce travail , nous avons considéré
le rétrécissement auriculo-ventriculaire , comme donnant
lieu à un bruit anormal au premier temps , et, c'est en
effet ce qui arrive le plus souvent. Cependant, M. Hérard
(loc. cit.) a rapporté plusieurs observations, dans lesquelles
on entendait un bruit anormal au second temps, le cœur
ne présentant d'autre lésion qu'un rétrécissement mitral.
En cherchant l'explication de ces faits, il conclut que ce
bruit ne peut être produit que par le passage d'une certaine
quantité de sang de l'oreillette dans le ventricule pendant
le repos du cœur, les ventricules étant alors relâchés ; car
on ne saurait l'attribuer à une insuffisance mitrale qui,
selon presque tous les auteurs, ne donne lieu à aucun
bruit, et qui d'ailleurs devrait le produire au premier
temps, au moment de la systole ventriculaire.

Ces faits, dit M. Hérard, ne peuvent s'accorder avec cette

opinion émise par M. Beau, que les ventricules, après leur resserrement actif, restaient à l'état de contraction tonique jusqu'au retour de la systole auriculaire qui les distendait violemment , et que pendant tout ce temps , leur cavité était complètement effacée. S'il en était ainsi, il ne pourrait pas y entrer la moindre quantité de sang , pendant l'intervalle de leurs contractions.

Sans affirmer que les faits se passent exactement comme l'indique M. Beau, nous dirons cependant que les raisons alléguées par M. Hérard ne détruisent nullement l'opinion du premier. Si l'étude de l'état pathologique peut servir à éclairer certains points obscurs de physiologie, c'est que parfois il laisse intactes ou même rend plus faciles à apprécier, en les exagérant, les conditions nécessaires des phénomènes physiologiques. En est-il ainsi dans les cas de rétrécissement de la valvule mîtrale ? Non, assurément. La valvule est la plupart du temps transformée en un tissu cartilagineux résistant, qui ne peut plus être froncé , et qui limite notablement la contraction ventriculaire ; d'un autre côté, la cavité ventriculaire agrandie ne s'efface plus complètement sous l'influence de cette contraction (1). On conçoit donc aisément que les circonstances nouvelles où se trouve l'organe, permettent le passage du sang de l'oreillette dans le ventricule à un moment du rhythme du cœur, où à l'état normal, ce passage n'a pas lieu.

---

(1) Voir dans le mémoire de Ritchie (*Arch. gén. de méd.* octobre *1851),* le mécanisme de l'altération de la cavité ventriculaire gauche, dans les cas où l'obstacle primitif est situé derrière elle.

Nous rappellerons ici, à l'appui de l'opinion de M. Beau, que dans plusieurs des vivisections de M. Parchappe, il a été noté que le ventricule restait contracté et vide après s'être débarrassé de son contenu, et quelquefois jusqu'au retour de la contraction auriculaire.

En résumé, si le fait de la contraction tonique des ven-tricules, après leur contraction active, ne peut être directe-ment établi pour l'homme, on voit qu'il a été observé chez les animaux, et il ne répugne nullement de l'admettre par analogie pour l'espèce humaine : d'ailleurs, les faits invoqués contre cette manière de penser n'ont pas la signification qu'on a voulu leur attribuer.

Nous avons dit plus haut que nous nous expliquerions sur les causes du bruit du second temps ; nous allons tenir notre promesse, quoique cette question s'écarte un peu de la thèse que nous avons posée en commençant, parce que les éléments de sa solution nous sont fournis par les observations même dont nous avons déduit les considérations qui précèdent.

On sait que la plupart des auteurs admettent sans hési-tation pour le second bruit, l'explication de M. Rouanet, le choc en retour de la colonne de sang lancée dans les artères sur les valvules sygmoïdes abaissées : seulement les uns l'admettent purement et simplement, les autres signalent divers phénomènes comme concourant à la production du bruit. Pour nous, nous pensons qu'il est impossible de re-fuser la faculté de produire un claquement au phénomène invoqué par M. Rouanet ; mais comme M. Beau donne du fait une explication différente, nous avons cherché à nous rendre compte de la valeur de cette explication (1).

Pour M. Beau, le deuxième bruit est produit par la distension subite des oreillettes par le sang des veines qui s'y précipite aussitôt après la contraction ventriculaire. Il ajoute qu'à ce moment du rhythme du cœur, on perçoit un choc à la partie supérieure de la région précordiale qui se trouve en rapport avec les oreillettes.

Nous ne pensons pas qu'à l'état normal ce choc puisse être perçu, tout au moins il nous a été absolument impossible de le percevoir, quoique nous l'ayons cherché avec une grande attention. Il n'en est plus de même dans les cas pathologiques; nous avons fréquemment, dans ces derniers, constaté l'existence d'un choc supérieur correspondant au deuxième bruit du cœur. Mais alors, les oreillettes ne sont plus, comme à l'état physiologique, profondément cachées derrière les bords antérieurs des poumons. Le cœur, énormément dilaté, a refoulé les poumons à droite et à gauche, et les oreillettes formant des tumeurs volumineuses, se trouvent en contact avec les parois thoraciques. L'oreillette gauche en haut depuis le deuxième espace intercostal jusque vers le quatrième; la droite derrière la partie inférieure du sternum.

On conçoit aisément que dans cette nouvelle situation, le choc des oreillettes puisse être senti, et cette circonstance, selon nous, conduit à admettre que le phénomène

---

(1) M. Rouanet attribue le bruit à la tension brusque des valvules, et non au choc de la colonne sanguine.

signalé par M. Beau , peut concourir à la formation du deuxième bruit.

CONCLUSIONS.

1° Le jeu des valvules auriculo-ventriculaires diffère essentiellement de celui des valvules sygmoïdes, et ne saurait lui être comparé sous aucun rapport.

2° L'occlusion des valvules auriculo-ventriculaires, a lieu par une espèce de froncement, dans lequel on ne peut trouver les conditions nécessaires à la production d'un bruit.

3° Le bruit du premier temps n'est pas dû à un claquement valvulaire, il résulte du choc du sang contre les parois des ventricules, sous l'influence de la contraction auriculaire.

4° Le choc du cœur contre les parois thoraciques est la conséquence de cette même contraction qui augmente le volume des ventricules en les distendant et leur imprime un mouvement en avant.

5° Certaines vivisections ont fait voir que les ventricules après leur contraction active, restent à l'état de contraction tonique. Les faits rapportés par M. Hébrard ne démontrent pas qu'il en est autrement dans l'espèce humaine.

6° Le bruit du deuxième temps paraît dépendre de plusieurs causes, dont les principales sont la percussion sur les valvules sygmoïdes abaissées de la colonne de sang contenue dans les artères , au moment de la systole artérielle, et l'entrée subite du sang des veines dans les oreillettes au moment de la diastole auriculaire.

Nantes, Imprimerie de M v° Camille Mellinet.

9 782019 291655